737

LE MÉDECIN

DES

MALADIES SECRÈTES

OU

ART DE LES GUÉRIR

SOI-MÊME

Par le Docteur Ch. Albert

Médecin de la Faculté de Paris, maître en pharmacie, ex-pharmacien des hôpitaux de la ville de Paris, professeur de médecine et de botanique, membre de plusieurs sociétés savantes, auteur de divers ouvrages de médecine, inventeur du VIN DE SALSEPAREILLE et du BOL D'ARMÉNIE purifié et dulcifié, breveté du gouvernement, honoré de médailles et récompenses nationales, etc, etc.

Le pauvre en sa cabane, où le chaume le couvre,
Est sujet à ses lois,
Et la garde qui veille aux barrières du Louvre,
N'en défend pas les rois.

CINQUIÈME ÉDITION.

PRIX : 50 CENT.

A PARIS,

Chez l'Auteur, rue Montorgueil, 21.

Et chez les principaux Libraires.

1836.

AVIS.

Les Consultations du Docteur ont lieu tous les jours, rue Montorgueil, N° 21. *Elles sont gratuites.*

Consultations par correspondance en français, *anglais, espagnol, italien, allemand* et *portugais.* Les lettres doivent être adressées, franches de port, au Docteur CH. ALBERT, rue Montorgueil, N° 21, qui s'empressera de répondre gratuitement aux conseils qui lui seront demandés.

AUX INCURABLES.

L'Auteur continue de faire délivrer *gratuitement* le VIN DE SALSEPAREILLE, ou les BOLS D'ARMÉNIE, nécessaires à la guérison radicale de tous les malades *réputés incurables* qui lui sont adressés de Paris et des Départemens, avec la recommandation des Médecins d'Hôpitaux, des Jurys médicaux et des Préfets.

LE MÉDECIN

DES

MALADIES SECRÈTES.

Imprimerie de WITTERSHEIM, 13, rue Montmorency.

LE MÉDECIN

DES

MALADIES SECRÈTES,

ou

ART DE LES GUÉRIR

SOI-MÊME,

Par le Dr Ch. Albert,

Médecin de la faculté de Paris, maître en pharmacie, ex-pharmacien des hôpitaux de la ville de Paris, professeur de médecine et
de botanique, membre de plusieurs sociétés savantes, auteur de
divers ouvrages de médecine, inventeur du VIN DE SALSE-
PAREILLE et du BOL D'ARMENIE purifié et dulcifié, breveté
d'invention par le gouvernement français, honoré de médailles et
récompenses nationales, etc.

CINQUIÈME ÉDITION.

PRIX : 50 CENTIMES.

A PARIS,

CHEZ L'AUTEUR, MÉDECIN CONSULTANT,

Rue Montorgueil, No 21,

Et chez les principaux libraires de la France et de l'Etranger.

1836.

INTRODUCTION.

Les maladies secrètes ont ordinairement leur siège sur les organes de la plus haute importance. Elles exposent à tant de dangers, elles peuvent entraîner de si graves conséquences , non seulement pour la santé de ceux qui en sont atteints , mais encore pour leur génération , qu'on a lieu d'être surpris qu'un si petit nombre de médecins se soient adonnés exclusivement à leur étude. C'est sans doute pour cette raison que leur traitement est resté fort au-dessous de celui des autres maladies , et qu'il n'a fait aucun progrès sensible depuis plus de trois siècles, puisque les remèdes qu'on employait, dans ces temps reculés, contre les maladies secrètes , sont ceux qu'on emploie encore aujourd'hui.

Faut-il donc s'étonner que le traitement de ces maladies soit devenu pour ainsi dire le domaine des empiriques et des charlatans, qui, sans la moindre connaissance de l'art médical, et sans titre légal, osent s'ériger en arbitres de la santé et de la vie de leurs semblables! Nous nous estimerons heureux, et nous nous trouverons amplement dédommagé de nos longues études et de nos laborieuses recherches, si nous avons pu arracher quelques victimes aux piéges que leur tendent de toutes parts l'impéritie et la cupidité.

ORIGINE

DES MALADIES SECRÈTES.

Les auteurs qui ont écrit récemment sur les maladies secrètes ne sont pas d'accord sur leur origine. Les uns la font remonter jusqu'aux temps les plus reculés ; les autres la font dater seulement de la découverte de l'Amérique. Cette diversité d'opinions n'aurait pas eu lieu, si ces medecins s'étaient livrés à des recherches plus scrupuleuses et plus approfondies sur les descriptions des maladies des parties génitales , données par les anciens écrivains. Ils y auraient reconnu que la gonorrhée et autres écoulemens contagieux existaient dès la plus haute antiquité , tandis que les véritables symptômes vénériens ne s'y trouvent point mentionnés. Ces derniers sont donc les seuls qu'on puisse regarder avec raison comme originaires d'Amérique, et réellement importés de cette partie du monde par les compagnons du célèbre navigateur Christophe Colomb. Nous ne nous serions pas arrêté sur cette distinction qui doit mettre un terme aux discussions élevées depuis si long-temps sur l'origine des maladies secrètes , si elle ne s'accordait avec la division que nous avons établie entre elles ; division qui, comme nous allons le démontrer bientôt, est d'une haute importance, relativement à leur traitement.

OPINION DES MÉDECINS
SUR LA GONORRHÉE.

Pendant plusieurs siècles, les médecins, persuadés que la gonorrhée dépendait du virus vénérien, lui ont opposé des remèdes destinés à détruire ce principe morbifique.

Comme ces moyens avaient pour base le mercure, ils avaient non seulement l'inconvénient d'assujettir les malades à un traitement long, mais encore de les exposer à une foule de dangers. Tout le monde sait que ce minéral pénètre avec une étonnante facilité dans nos organes, et que, par son séjour, il donne lieu aux accidens les plus variés et les plus formidables.

Les médecins modernes, frappés des funestes

effets qui résultaient si fréquemment des traitemens mercuriels, furent obligés d'y renoncer.
Alors les malades se trouvèrent réduits à l'al-
ternative : ou d'abandonner l'écoulement à lui-
même, ou de l'arrêter brusquement par des
injections astringentes, ou par des répercussifs
pris à l'intérieur. Dans le premier cas, il sur-
venait souvent un relâchement du canal de l'u-
rètre, un écoulement chronique interminable,
la perte de la semence, la paralysie du membre viril, l'impuissance, etc. ; dans le second,
des spasmes au col de la vessie, des rétrécisse-
mens de l'urètre, des rétentions d'urine, etc.
A l'aide du Bol d'Arménie purifié et dulcifié,
tous ces accidens sont prévenus, et on parvient
promptement à une guérison radicale.

DIVISION DES MALADIES SECRÈTES.

Il était réservé à notre époque de prouver,
par les expériences les plus convaincantes, que
la gonorrhée *sans complications* est indépen-
dante du virus vénérien, et qu'elle ne doit pas
être comprise dans la catégorie déjà trop nom-
breuse des affections syphilitiques dont nous in-

diquerons plus loin le traitement spécial. C'est un service immense que les progrès de la médecine moderne et expérimentale ont rendu à l'humanité ; nous nous estimons heureux d'y avoir puissamment contribué, et d'avoir définitivement établi, entre deux maladies aussi distinctes par leur nature que par leur traitement, une séparation déjà féconde en heureux résultats.

Ainsi, il est bien démontré aujourd'hui que les maladies secrètes forment deux grandes classes : l'une comprend, sous le nom de gonorrhée ou blennorrhagie, les divers écoulemens qui ont lieu par les parties génitales des deux sexes, et que, chez la femme, on désigne vulgairement sous le nom de leucorrhée ou fleurs blanches ; l'autre renferme tous les symptômes qui doivent leur existence au virus syphilitique, tels que chancres, ulcères, poulains, végétations, douleurs vénériennes, gonflement et carie des os, etc. On ne devra donc plus désormais, pour de simples écoulemens, soumettre les malades à des remèdes violens, qui, n'ayant point de vice syphilitique à combattre, attaquaient la constitution, et dont les moindres inconvéniens étaient de débiliter les organes, d'exposer à des coarctations du canal de l'urètre, à des rétentions d'urine, etc. (1)

MANIÈRE DONT QUELQUES MÉDECINS TRAITENT ENCORE AUJOURD'HUI LA GONORRHÉE.

Quelques médecins, nous le disons à regret, sont demeurés étrangers à ce perfectionnement

---

(1) M. de L., lieutenant-colonel, avait été plusieurs fois atteint de la gonorrhée. On lui avait administré, pour cette affection, diverses préparations mercurielles. Il était depuis resté sujet à une faiblesse et à un tremblement des membres, et néanmoins son écoulement n'était qu'imparfaitement guéri, car il se reproduisait aux moindres causes d'échauffement. Aussi arriva-t-il qu'il le communiqua à son épouse. Ils eurent alors recours à plusieurs reprises à des traitemens végétaux qui ne conviennent pas à des accidens vénériens, et qui, par conséquent, laissèrent la maladie s'enraciner de plus en plus. Le Bol d'Arménie fut administré et opéra la guérison ; madame de L. se trouva, en outre, délivrée des maux cruels d'estomac, qui provenaient des remèdes antisyphilitiques, et elle recouvra en peu de temps la fraîcheur et l'embonpoint qu'elle avait perdus.

introduit dans cette partie de l'art de guérir, et sont encore restés, au grand préjudice des malades, asservis à l'ancienne routine. D'autres, éclairés par l'expérience et la raison, mais manquant du temps nécessaire pour se livrer à des recherches suffisantes sur les propriétés de quelques médicamens spéciaux, se sont trouvés réduits à employer ceux dont l'art était depuis long-temps en possession, malgré les inconvéniens qu'on leur avait reprochés. C'est ainsi que le styrax, la potion de Chopart, les diverses mixtures et opiats, et plusieurs autres préparations, furent tour à tour employées pour combattre la gonorrhée. La saveur affreuse de la plupart de ces compositions ne fait que trop présager les effets qui peuvent en résulter. Combien de fois ces drogues incendiaires n'ont-elles pas produit des irritations nerveuses, des inflammations de l'estomac et des intestins, des vomissemens opiniâtres, des diarrhées rebelles, la perte complète des facultés digestives, quelquefois même une métastase mortelle (1).

_____

(1) M. N., dans un voyage qu'il fit à Paris, contracta une gonorrhée. Voulant en être débarrassé avant de rentrer dans son ménage, il pria instam-

BOL D'ARMÉNIE BREVETÉ DU GOUVERNEMENT.

Dans cet état de choses , j'ai pensé que je pourrais me rendre utile à l'humanité souffrante en consacrant ma vie à la recherche d'un remède contre une maladie aussi fréquente, et qui, outre les accidens graves auxquels elle expose, jouit du funeste privilége de se communiquer par le

---

ment le médecin auquel il s'adressa, de lui prescrire un remède prompt. Celui-ci lui ordonna le styrax, qui, au bout de quatre jours, n'avait produit aucune amélioration. La potion de Chopart fut alors administrée. L'écoulement diminua de moitié en deux jours ; mais il se manifesta une vive irritation gastro-intestinale , accompagnée d'une forte fièvre, nausées, vomissemens, coliques presque continuelles , faiblesse extrême , syncopes , sueurs froides et autres symptômes alarmans. Dans cet état, le malade réclama nos soins. Il fut soumis à une diète sévère et au traitement tempérant ; sangsues sur le ventre, cataplasmes, fomentations émollientes. Nous fûmes assez heureux pour voir les accidens céder peu à peu. L'écoulement qui n'avait jamais entièrement disparu , s'accrut pendant la convalescence qui fut longue. Dès que les fonctions digestives furent bien rétablies, nous lui conseillâmes les Bols d'Arménie. Huit jours après, il était parfaitement guéri.

contact, de porter le trouble et la désolation dans les familles, et quelquefois de transmettre aux enfans une vie souillée dans son principe, et de les rendre ainsi victimes de fautes auxquelles ils n'ont point participé.

Plusieurs médecins, profondément instruits sur ces affections par une longue expérience au sein des hôpitaux destinés à leur traitement, ont bien voulu s'associer à mes travaux. Parmi le grand nombre de substances qui ont été l'objet de nos expériences chimiques et médicales, le Bol d'Arménie, reconnu depuis long-temps pour jouir de propriétés toniques et astringentes, nous a fourni les résultats les plus avantageux; mais nous ne les avons obtenus qu'après l'avoir débarrassé, par des procédés longs et difficiles, de toutes les matières hétérogènes qui altèrent sa pureté, et avoir réduit ses élémens dans des proportions constantes et régulières.

Le Bol d'Arménie ainsi préparé agit d'une manière douce, certaine et identique. Le haut degré de perfection auquel nous avons porté la purification de cette précieuse substance, et sa supériorité incontestable sur tous les moyens connus jusqu'à ce jour, nous ont valu un brevet d'invention du gouvernement français.

PROPRIÉTÉS DU BOL D'ARMÉNIE PURIFIÉ ET DULCIFIÉ.

De l'aveu des médecins les plus célèbres, le Bol d'Arménie purifié et dulcifié est le remède le plus prompt, le plus sûr, le plus doux, le plus héroïque contre la gonorrhée. Son action est tellement exempte de tout danger, que des personnes de la plus faible complexion, ou qui ont la poitrine délicate, en font usage, non seulement sans inconvénient, mais encore avec un avantage marqué sous le rapport général de la santé. Comme il fortifie l'estomac, il est un des meilleurs remèdes contre les fleurs blanches. Nous pouvons donc nous glorifier d'avoir enfin fait disparaître du traitement de la gonorrhée le mercure et tant d'autres médicamens déjà abandonnés d'un grand nombre de médecins à cause de leurs dangereux effets.

PREMIÈRE CLASSE.

GONORRHÉE

ou

CHAUDEPISSE.

La gonorrhée, que l'on désigne encore sous les noms de blennorrhagie, échauffement, chaudepisse, consiste, chez les deux sexes, dans un écoulement qui a lieu par les parties génitales, d'une matière d'abord limpide, puis jaunâtre ou verdâtre, et enfin blanchâtre quand la maladie a duré un certain temps. Les envies d'uriner sont plus fréquentes que de coutume, et s'accompagnent d'une chaleur brûlante, semblable à celle que produirait un fer chaud en traversant le canal de l'urètre.

Les symptômes de la gonorrhée peuvent varier à l'infini, suivant les causes qui l'ont produite, suivant le tempérament et les dispositions du sujet, et suivant les écarts de régime auxquels il se livre. Quelquefois le malade n'éprouve aucune douleur; d'autres fois il ressent une légère titillation en urinant; dans d'autres cas, les douleurs sont si vives qu'elles lui arrachent des cris.

Quelquefois la verge se raidit involontairement, et se courbe pendant l'érection, qui est presque continuelle, surtout pendant la nuit. Il en résulte des douleurs intolérables qui privent le malade de sommeil et de repos. Dans ce cruel état, désigné sous le nom de chaudepisse cordée, il n'est pas rare que la matière de l'écoulement prenne une teinte rouge, brunâtre ou livide, et même qu'il s'échappe du sang par le canal de l'urètre, en plus ou moins grande abondance. Dans ce cas, de même que quand l'irritation du canal de l'urètre est violente, les testicules, les aines et les autres parties voisines deviennent d'une sensibilité extrême; il survient des symptômes généraux, tels que perte d'appétit, nausées, fièvre inflammatoire, etc.

Chez les femmes, l'irritation qui accompagne cette affection est ordinairement moins vive et ne donne pas lieu à un aussi grand nombre d'accidens. Néanmoins, lorsqu'elles négligent de la traiter convenablement, elle dégénère souvent

2*

en fleurs blanches qui délabrent l'estomac, épuisent les forces, minent la santé, et donnent lieu à tous les symptômes d'une vieillesse prématurée.

GONORRHÉE BATARDE

ou

BLENNORRHAGIE DU GLAND.

On désigne sous ce nom le suintement qui s'établit quelquefois à la surface du gland et à l'intérieur du prépuce. Ce suintement peut exister seul, ou simultanément avec un écoulement par le canal de l'urètre.

Il arrive aussi quelquefois que, chez la femme, l'écoulement, au lieu de provenir du vagin, n'existe qu'à la surface des grandes et des petites lèvres.

Tous ces accidens proviennent des mêmes causes que la gonorrhée simple, et se guérissent comme elle par l'usage des Bols d'Arménie. Il est avantageux de recourir en même temps à des lotions d'eau fraîche ou additionnée de quelques gouttes d'extrait de Saturne, qu'on renouvelle plusieurs fois par jour.

FLEURS BLANCHES.

On donne le nom de *fleurs blanches* ou *pertes blanches*, chez la femme, à un écoulement qui a lieu par les parties génitales, et qui provient de la matrice ou du vagin.

Cet écoulement varie beaucoup pour la couleur, la consistance et la quantité. Tantôt il est blanc comme de la crème, d'autres fois il est jaune ou verdâtre, quelquefois il est clair et transparent comme du blanc d'œuf. Il n'est pas rare qu'il se trouve mêlé de granulations ou de flocons blanchâtres ou grisâtres.

Souvent les fleurs blanches n'occasionent point de douleur locale ; cependant lorsqu'elles ont de l'acrimonie, elles peuvent causer des démangeaisons ou des cuissons extrêmement vives.

Les symptômes qui accompagnent le plus ordinairement les fleurs blanches ou qui en sont la conséquence, sont des tiraillemens et douleurs d'estomac, la perte des facultés digestives, la flaccidité des chairs, la maigreur, la pâleur et la lividité du teint, la débilité et la langueur générales ; enfin elles donnent lieu à la plupart des accidens qui surviennent aux organes géni- taux, tels que engorgement, descente ou chute de matrice, ulcères, polypes, squirrhes, can- cers, etc.

Les fleurs blanches sont quelquefois la suite de la gonorrhée ou blennorrhagie, dont les femmes négligent en général de se soigner convenable- ment. Elles peuvent aussi provenir des mauvai- ses qualités du sang, du vice scrofuleux, du vice dartreux, du vice sporique ou gale dégéné- rée ; d'autres fois elles sont le résultat de la mas- turbation, d'un mauvais régime, d'une alimen- tation insuffisante, d'un travail excessif, de veilles prolongées, d'une vie sédentaire, de chagrins, qui produisent d'abord l'appauvrissement puis la décomposition du sang.

Le plus ordinairement les fleurs blanches n'empê- chent point les femmes de devenir mères et ne sont point contagieuses. Cependant elles prédisposent à l'avortement, et on les a vues être une cause de stérilité. Elles peuvent aussi, dans certaines circonstances, devenir âcres et corrosives au point de déterminer, par le coït, la gonorrhée chez l'homme, ainsi que nous avons eu fréquemment occasion de l'observer.

Quand les fleurs blanches proviennent de la gonorrhée négligée ou imparfaitement guérie, d'un lait répandu, de la faiblesse des organes, etc., elles cèdent à l'usage des Bols d'Arménie. (Voir, pour la manière de les employer, page 22.) Si, au contraire, elles dépendent de l'altération ou de la décomposition du sang, des scrofules ou humeurs froides, d'un principe dartreux, de la gale répercutée ou dégénérée, on conçoit que ce n'est qu'en détruisant la cause, et par conséquent en purifiant la masse du sang, qu'on pourra en obtenir la guérison radicale. Aucun moyen, dans ces cas, ne peut être employé avec plus de succès que le Vin de salsepareille, qui, par ses propriétés dépuratives, est incomparablement au-dessus de tous les remèdes préconisés jusqu'à ce jour pour l'épuration du sang. Son usage devra être continué pendant un temps proportionné à l'ancienneté des accidens, et conformément à l'instruction page 40. Dans les cas peu graves, 4 ou 5 flacons suffisent; mais si la maladie est ancienne ou compliquée, si la constitution est détériorée, il se peut qu'on soit obligé d'employer 10 à 12 flacons. S'il restait ensuite un peu d'écoulement, il ne pourrait dépendre que de l'engorgement ou du relâchement de la membrane muqueuse (1), et céderait inévitablement à l'action tonique des Bols d'Arménie.

TRAITEMENT DE LA GONORRHÉE ET DES FLEURS BLANCHES.

Lorsque la gonorrhée est récente et dans son état de simplicité, elle guérit radicalement et en peu de jours par l'emploi des Bols d'Arménie.

---

(1) Les femmes qui se trouveront dans cette circonstance, peuvent avec avantage associer à l'emploi des Bols d'Arménie quelque injection tonique, et doivent les continuer l'un et l'autre douze à quinze jours après la guérison. Les injections qui réussissent le mieux se préparent avec deux onces d'écorce de chêne fraîche ou sèche, et concassée, que l'on fait bouillir pendant un quart - d'heure avec un verre de vin rouge et trois verres d'eau.

On fait ordinairement les injections avec une seringue contenant un verre ou un verre et demi, et munie d'une canule terminée en olive et percée de plusieurs trous : on les renouvelle deux ou trois fois par jour.

Deux ou trois boîtes suffisent ordinairement (1). Mais quand la gonorrhée est ancienne et invétérée, le traitement a besoin d'être continué un peu plus long-temps pour arriver à la guérison, qui n'en est ni moins sûre ni moins radicale (2). Dans tous les cas, la dose est de douze bols par jour : quatre le matin, deux ou trois heures avant le déjeûner ; quatre dans la journée, deux heures avant ou après le repas, et quatre le soir en se couchant, deux heures au moins après avoir mangé. Si l'on a l'habitude du souper, on pourra les prendre deux heures avant ce repas.

---

(1) M. de G. contracta, il y a quinze mois, une gonorrhée violente accompagnée d'envies fréquentes d'uriner et de la sensation d'un fer rouge dans le canal de l'urètre. Il se mit de suite au Bol d'Arménie, dont l'usage, continué pendant sept jours seulement, l'a parfaitement guéri. Il a depuis joui d'une excellente santé.

M. X., consul, sur le point de s'embarquer pour se rendre à sa destination, reconnut, à un léger écoulement accompagné de cuisson en urinant, le début d'une gonorrhée. Il eut de suite recours au Bol d'Arménie ; en six jours tout symptôme avait disparu.

(2) M. D., serrurier en bâtimens, ayait depuis trois mois une gonorrhée dont il n'avait pu se guérir par aucun moyen. A la suite de fatigues, l'écoule-

Les personnes d'une faible complexion peuvent n'en prendre que neuf par jour, également
en trois fois.

---

ment devint très abondant. Il était sur le point de
contracter un mariage qui devait le mettre en possession d'un établissement avantageux. Il prit les
Bols d'Arménie, et au bout de quatorze jours la
guérison était radicale.

M. G. , maître d'armes et ancien militaire, avait
eu plusieurs gonorrhées. Il en contracta une nouvelle au mois de mai 1831. Cette fois, l'affection se
montra rebelle à tous les moyens ordinaires. M. G.
tomba enfin entre les mains d'un charlatan qui lui
donna une drogue tellement violente qu'elle enflam-
ma l'estomac, provoqua des vomissemens et une
diarrhée qu'on ne parvint à arrêter qu'au bout de
six semaines. L'écoulement n'avait pas même diminué. Depuis ces accidens, le malade était resté
sujet à des douleurs d'estomac, à des coliques habi-
tuelles et à des digestions très pénibles. Un de ses
élèves lui parla des Bols d'Arménie dont lui-même
avait fait usage ; il se décida à y avoir recours. Après
avoir pris quelques bains, il en commença l'emploi. Au bout d'un mois il ne lui restait plus qu'un
léger suintement incolore ; les Bols d'Arménie continués encore trois semaines le firent disparaître entièrement.

Mademoiselle Eugénie D...... était affectée d'un
écoulement qu'elle avait en vain combattu par divers moyens internes et externes. Il durait depuis
huit mois quand elle se mit à l'usage des Bols d'Arménie ; elle fut radicalement guérie en trois
maines.

Les Bols d'Arménie n'ont pas de saveur désagréable, on les avale aisément dans une cuillerée
d'eau pure ou sucrée, ou enveloppés dans une
hostie mouillée ; on peut aussi les diviser et les
incorporer avec du miel, des confitures, etc. Im-
médiatement après , on boit un verre d'eau pure
ou édulcorée avec le sucre, le sirop de gomme,
de guimauve, d'orgeat, etc.

Le plus souvent, au bout de trois ou quatre
jours, on aperçoit une diminution très notable
dans la quantité de l'écoulement, ainsi que dans
les autres symptômes. Les personnes robustes et
qui remarqueraient que le remède n'opère pas
suffisamment, peuvent porter la dose à quinze
bols par jours, et même à dix-huit, toujours en
trois fois.

Lorsqu'il n'y a plus ni écoulement, ni douleur,
ce qui arrive au bout de huit à dix jours, on ne
doit pas pour cela cesser de suite l'usage des
Bols d'Arménie. Il convient, pour consolider la
guérison, de les continuer pendant une huitaine
de jours.

Ensuite on abandonne tout traitement, et on
reprend peu à peu son genre de vie ordinaire et
ses habitudes.

Les Bols d'Arménie se prennent absolument de la même manière contre les fleurs blanches (1).

Les femmes doivent suspendre les Bols pendant le fort de l'écoulement menstruel.

RÉGIME.

Pour obtenir du traitement un succès prompt et complet, il est utile d'observer dans son régime de vie quelques précautions.

---

(1) Une blanchisseuse âgée de trente ans, d'un tempérament lymphatique, resta sujette à des fleurs blanches très abondantes à la suite de sa première couche. Elle en fut délivrée entièrement par l'usage des Bols d'Arménie.

Mademoiselle de N... avait été traitée dans son enfance pour une affection de poitrine, sa santé était toujours demeurée languissante, elle avait des maux d'estomac presque continuels, des fleurs blanches abondantes, le teint pâle, et, quoique avec assez d'appétit, des digestions laborieuses. Elle prit les Bols d'Arménie au nombre de trois par jour, elle porta la dose à six et plus tard à neuf, qu'elle continua pendant trois mois, en laissant de temps à autre un intervalle d'une huitaine de jours. L'écoulement disparut complètement, les fonctions digestives se rétablirent ; en un mot, elle recouvra une santé parfaite, et qui, depuis plus d'un an, ne s'est point démentie.

Ainsi on doit manger un peu moins que de coutume, s'abstenir de charcuterie, de salaisons, de ragoûts fortement épicés, de salades, de vin pur, de liqueurs spiritueuses et de café à l'eau. On doit se préserver du froid et de l'humidité par des vêtemens chauds.

Les malades doivent aussi s'abstenir du coït, de la danse, des courses à pied ou à cheval. Ils doivent pareillement éviter les recettes banales et les remèdes de commères qui produisent si souvent de funestes résultats. Il est prudent qu'ils portent un suspensoir pendant toute la durée de la maladie.

Les bains ne sont pas indispensables ; néanmoins, on fera bien, si on le peut, d'en prendre un avant de commencer le traitement, et d'y rerevenir de temps à autre pendant sa durée. Ils devront être pris, autant que possible, le soir, et toujours trois heures au moins après avoir mangé. Ils ne doivent pas être trop chauds, surtout lorsqu'on y entre ; sans cela, ils pourraient augmenter l'irritation et faire porter le sang à la tête ou à la poitrine. Peu de temps après y être entré, on pourra en augmenter la chaleur. On restera dans le bain une heure, une heure et demie, et même davantage, si l'on s'y trouve à son aise.

ACCIDENS DE LA GONORRHÉE.

DESCRIPTION ET TRAITEMENT.

Ils proviennent ordinairement de négligence de la part des malades.

Ces accidens sont : 1° une cuisson et une douleur excessives dans le canal de l'urètre; 2° une rétention d'urine complète ou incomplète ; 3° des irritations et érections presque continuelles, et d'autant plus douloureuses que l'engorgement du canal ne lui permet pas de s'allonger autant que la verge, de sorte qu'elle reste courbée en dessous (*chaudepisse cordée*); 4° des hémorrhagies ou pertes de sang par le méat urinaire ; 5° le gonflement des testicules, désigné vulgairement sous le nom de chaudepisse tombée dans les bourses; 6° enfin, des douleurs de reins ou de bas-ventre.

Dans tous ces cas, on doit suspendre les Bols d'Arménie ou en différer l'usage jusqu'à ce que la violence des symptômes soit modérée, et avoir recours au traitement tempérant.

Le traitement tempérant consiste à diminuer la quantité des alimens en proportion de l'irritation ; à s'abstenir presque entièrement de viandes ; à éviter la fatigue et tout ce qui est capable d'échauffer ; à boire dans la journée quelques verres d'une boisson adoucissante, telle que l'eau de gomme, l'eau d'orge, de chiendent, ou simplement de l'eau légèrement sucrée ; à prendre des bains tièdes (voir page 27), ou à leur défaut, *des bains de siége* ; à baigner les parties douloureuses avec de la décoction tiède de racine de guimauve et de tête de pavot, ou simplement avec de l'eau et du lait ; à les recouvrir de cataplasmes tièdes préparés avec de la mie de pain, ou de la farine de lin et de l'eau ; à prendre, s'il se peut, des lavemens ou des demi-lavemens, soit avec de l'eau simple, à laquelle on ajoute une ou deux cuillerées d'huile d'olives.

Si l'irritation est violente, on joint à ces moyens l'application des sangsues au voisinage de l'endroit douloureux, au nombre de 12 à 20, suivant la force du sujet. Cette application pourra être renouvelée une deuxième et même une troisième fois, s'il en est besoin.

Si le mal existe dans le canal de l'urètre, les

3*

sangsues se mettent au devant de l'anus, et chez la femme à l'entrée du vagin. On les applique aux aines pour inflammations des testicules : dans les douleurs de reins et de bas-ventre, il convient de les placer à cette dernière partie ou au fondement.

Lorsque les accidens sont calmés, on prend les Bols de la manière indiquée page 23 (1).

---

(1) M. le comte de L.... contracta une gonorrhée. Il n'en continua pas moins à faire des promenades à cheval, fréquenter la société et à s'y abandonner aux plaisirs de la table comme auparavant; aussi son affection prit-elle bientôt un caractère alarmant. Il fut en proie à des envies fréquentes d'uriner, à des douleurs atroces dans le canal de l'urètre, et à tous les symptômes de la chaudepisse cordée, accompagnés d'une fièvre violente et d'hémorrhagies par la verge. Je fis faire au malade des applications de sangsues au périnée (intervalle qui sépare l'anus de la verge); je lui fit prendre des bains tièdes et envelopper la verge de cataplasmes de farine de lin, et lui prescrivis le repos, la diète et la tisane de gomme arabique. Au bout de quatre jours, il put se mettre à l'usage des Bols d'Arménie qui le conduisirent à une complète guérison.

M. L., architecte, âgé de vingt-six ans, d'un tempérament robuste, était atteint d'une violente gonorrhée. Il eut l'imprudence de faire douze lieues

VIN DE SALSEPAREILLE.

Après avoir soumis la salsepareille à toutes les épreuves chimiques, pharmaceutiques et médicales, nous avons reconnu que cette plante, préparée au vin de Calabre par des procédés qui nous sont propres, et auxquels nous ne sommes parvenu qu'après des recherches longues et dispendieuses, jouissaît d'une efficacité supérieure à tous les moyens employés jusqu'à ce jour contre les affections syphilitiques (1).

à cheval. Le jour même, l'écoulement se supprima, le testicule gauche devint très douloureux. Le lendemain il avait acquis le volume du poing. Nous lui fimes faire une application de quinze sangsues, qu'il renouvela le lendemain. Il garda le lit, mit sur le testicule des cataplasmes de farine de lin et de tête de pavot, prit des lavemens et des bains de siège; au bout de cinq jours, le gonflement et les douleurs avaient presque entièrement disparu. Il se mit à l'usage des Bols d'Arménie; quinze jours après, la guérison était parfaite.

(1) Voulant nous assurer par des essais comparatifs de la prééminence de cette préparation, nous.

En effet, on conçoit aisément qu'une maladie comme la syphilis, dont l'action prolongée sur l'économie altère et épuise les constitutions les plus robustes, réclamait un traitement qui fût en même temps tonique et dépuratif.

Nous nous sommes assuré que nulle autre substance ne possédait réunies les propriétés dissolvantes, douces, anodines et toniques que le vin vieux de Calabre possède à un degré qui le rend éminemment propre à se saturer des élémens dépuratifs de la salsepareille, et à en augmenter la vertu curative.

Des expériences multipliées ont été faites par un grand nombre de médecins, à l'aide de cette préparation, dans des affections opiniâtres, et qui, malgré les traitemens les plus vantés, avaient épuisé les forces des malades et les avaient conduits aux portes du tombeau. Dans tous ces cas,

---

avons formé un établissement où, sous la direction de médecins distingués, les malades ont été traités à l'aide du rob antisyphilitique de salsepareille le plus accrédité des remèdes en usage jusqu'alors. Les résultats, dans tous les cas, n'ont laissé aucun doute sur la grande supériorité du Vin de salsepareille.

les accidens n'ont pas tardé à diminuer, et peu à peu les forces, l'embonpoint, la fraîcheur et les autres signes d'une santé parfaite, ont succédé aux symptômes les plus alarmans.

Avant cette découverte, on avait à désirer un moyen qui agît également sur toutes les constitutions, qui fût sûr dans ses effets, qui fût exempt des inconvéniens qu'on reprochait avec justice au mercure et autres préparations employées jusqu'à présent comme antisyphilitiques.

Aujourd'hui, on peut regarder comme résolu le problème d'un remède simple, facile, et, nous pouvons le dire sans exagération, infaillible contre toute infection syphilitique, quelque ancienne et invétérée qu'elle soit (1).

Les dartres, boutons, rougeurs, démangeai-

---

(1) Mademoiselle Virginie B......, femme de chambre, était, depuis trois ans, atteinte de syphilis; elle n'avait osé en faire confidence à personne. La maladie avait fait des progrès et avait altéré toute la constitution. Il était survenu des ulcérations à la gorge. La voix était rauque, l'haleine fétide, diverses parties du corps se couvraient de boutons pustuleux, qui se convertissaient en croûtes verdâtres. Elle a été guérie en deux mois et demi

sons, etc., soit qu'elles dérivent du vice syphilitique dégénéré ou transmis par l'hérédité, comme
cela arrive le plus souvent, soit qu'elles proviennent de toute autre cause héréditaire ou acciden-
telle, ne peuvent être combattues par un moyen
plus efficace que le Vin de salsepareille ; elles cèdent constamment à son usage, car il tient le premier rang parmi les dépuratifs.

AVANTAGES DU VIN DE SALSEPAREILLE SUR LES AUTRES PRÉPARATIONS ANTISYPHILITIQUES.

1° Il n'occasione jamais la salivation ; et ,
loin de causer l'ébranlement des dents et la chute
des cheveux, il remédie, au contraire, par son
action tonique, aux accidens de ce genre, quand
ils ont été produits par des imprudences. 2° Il
ne porte aucune atteinte fâcheuse sur les nerfs,
souvent même il a fait cesser la paralysie , les
tremblemens , l'amaigrissement , l'épuisement
général et autres accidens occasionés par le

---

par le Vin de salsepareille, et depuis, elle n'a cessé
de jouir d'une bonne santé.

mercure qu'il chasse complètement du corps. 3º Il fait disparaître, en même temps que la syphilis, les accidens auxquels on se trouvait assujetti antérieurement, lorsqu'ils sont entretenus par un vice dans le sang. 4º Les symptômes guéris par son usage ne sont pas susceptibles de se reproduire. 5º Il n'est pas échauffant, et n'astreint à aucun régime sévère. 6º Sa saveur n'est pas désagréable. 7º Il fortifie la constitution. 8º Il peut se prendre en toute saison, en secret et même en voyage. 9º Son action est tellement douce, qu'il se donne avec le même succès aux enfans et aux vieillards, aux personnes qui ont la poitrine délicate, aux nourrices et à toutes les époques de la grossesse. 10º Il guérit ordinairement avec promptitude. 11º Il est inaltérable par le temps.

SECONDE CLASSE.

SYPHILIS

ou

MALADIE VÉNÉRIENNE.

Les diverses formes sous lesquelles se manifeste la maladie vénérienne, ou vérole proprement dite, sont les suivantes :

1º *Chancres* ou *ulcères*. Ce sont des excavations, plus ou moins étendues, qui ont leur siége aux parties génitales des deux sexes, à la bouche, au nez, au voile du palais, à l'anus, etc.

2º *Phimosis*. Resserrement du prépuce, de manière à empêcher de découvrir le gland.

3º *Paraphimosis*. Étranglement du gland par le prépuce.

4º *Rhagades*. On appelle ainsi des crevasses ou gerçures profondes qui existent au pourtour de l'anus.

5o *Bubons* ou *poulains*. Ils consistent dans le gonflement et l'inflammation des glandes. Le plus souvent ils ont leur siége au pli de l'aine, d'autres fois aux aisselles, au cou, etc.

6o *Végétations* ou *excroissances vénériennes*. Elles se développent aux parties sexuelles, au pourtour de l'anus, rarement ailleurs. On les nomme poireaux, chou-fleurs, verrues, crêtes de coq, etc., suivant leur forme.

7o *Taches cuivreuses violacées de la peau; éruptions croûteuses, pustuleuses, écailleuses*, etc. Elles se manifestent sur toutes les parties du corps, surtout à la poitrine. Elles sont fréquemment accompagnées de démangeaisons, de prurit, de fourmillement, de chaleur ou de tension à la peau.

8o *Douleurs vénériennes*. Elles ont pour caractère presque constant d'occuper la partie moyenne des membres, et de sembler être fixées dans l'intérieur des os. Quelquefois, cependant, elles ont lieu dans les articulations. Souvent elles sont plus vives la nuit que le jour.

9o *Exostoses, carie des os*. Elles consistent dans le gonflement des os, dans leur ramollissement et leur ulcération.

14o Le virus vénérien peut encore déterminer

4

des suintemens d'oreilles, la dureté de l'ouïe, l'inflammation de l'œil, la rougeur des paupières, la chute des cils, la perte de l'odorat, la fétidité de l'haleine, etc., etc.

Quand la maladie vénérienne exerce ses ravages sur les organes internes, elle jette le trouble dans les fonctions les plus importantes, et donne lieu aux plus graves désordres. Ainsi on l'a vue produire des douleurs de tête opiniâtres, la perte de la mémoire, l'idiotisme, le catarrhe bronchique, l'oppression, des palpitations de cœur, l'anévrisme, l'altération des fonctions digestives, la gastrite, la difficulté d'uriner, des ulcères à la matrice et autres accidens.

La maladie vénérienne peut, au bout d'un certain nombre d'années, se transformer en un principe morbifique susceptible de donner lieu à des dartres, à des douleurs vagues, à l'alopécie ou chute des cheveux, à l'affaiblissement des organes de la génération, à une vieillesse précoce, à la paralysie, etc., etc.

Tous les symptômes que nous venons de mentionner peuvent être le résultat de la maladie *vénérienne invétérée*, soit qu'elle ait été négligée, soit qu'elle ait été mal guérie. Mais lorsqu'elle est *nouvelle*, elle attaque le plus ordinairement les parties qui ont été exposées à la contagion, et ne se présente que sous l'aspect de bubons, de rhagades de végétations et de chancres, qui quelquefois sont accompagnés de phimosis ou de paraphimosis.

HÉRÉDITÉ DE LA MALADIE VÉNÉRIENNE.

Lorsque la maladie vénérienne a été transmise par la génération ou par l'allaitement, elle peut offrir une des formes indiquées plus haut, mais le plus ordinairement elle reste dans le sang, s'y modifie, et dégénère, soit en vice herpétique, qui cause diverses éruptions ; soit en scrofules ou humeurs froides ; soit en rachitisme, d'où résultent le gonflement et la ceurbure des os, la déviation de l'épine dorsale et autres difformités (1).

---

(1) M. L. avait un enfant qui, pendant la première année de sa vie, avait eu la plus belle apparence de santé. Vers sa sixième année, des glandes se manifestèrent au cou ; le ventre se tuméfia et devint douloureux ; le petit malade eut de la toux et de l'oppression ; il devint taciturne. Divers remèdes employés pendant plus d'un an demeurèrent impuissans contre ces fâcheux symptômes. Le père était en proie aux plus vives inquiétudes. Une

TRAITEMENT

DES

MALADIES DE LA SECONDE CLASSE.

Pendant les deux premiers jours, on prend le matin, en se levant, une cuillerée à soupe ordinaire du Vin de salsepareille; les deux jours suivans, deux cuillerées, une le matin, l'autre le soir en se couchant; ensuite, pour tout le reste du traitement, on porte la dose à trois cuillerées, une le matin, et deux ensemble le soir.

Les personnes d'un tempérament robuste, et sur qui les remèdes agissent difficilement, peuvent, après les quinze premiers jours du traite-

---

éruption qui lui survint à la poitrine, sur ces entrefaites, lui fit penser qu'il pouvait bien ne pas avoir été parfaitement guéri d'accidens syphilitiques qu'il avait eus dans sa jeunesse, et l'éclaira sur la nature de la maladie de son fils. Il lui fit prendre le Vin de salsepareille et en prit aussi lui-même. Il eut la satisfaction de se débarrasser de ses accidens et de voir son enfant recouvrer un état parfait de santé.

ment, élever la dose de quatre cuillerées, deux le matin et deux le soir.

Les enfans qui ont contracté la syphilis par l'hérédité ou par l'allaitement peuvent, même à la mamelle, faire usage du Vin de salsepareille. La dose, jusqu'à trois ans, est, suivant leur force, de deux ou trois cuillerées à café en deux ou trois fois dans la journée.

De trois à huit ans, on en donne de quatre à six cuillerées à café en deux ou trois fois.

De huit à douze ans, deux cuillerées à bouche, une le matin et une le soir.

Les enfans de douze à seize ans, de même que les personnes d'une faible complexion ou d'une grande susceptibilité nerveuse, pourront aller jusqu'à la dose ordinaire de trois cuillerées, mais ne la dépasseront pas.

Chaque dose d'une ou deux cuillerées doit être délayée dans un demi-verre d'eau froide ou tiède ; on peut aussi prendre le Vin de salsepareille pur, et boire par dessus le demi-verre d'eau.

On doit, autant que possible, prendre le Vin de salsepareille une heure au moins avant ou deux heures après le repas. Quand on a l'habitude de souper, on peut prendre la dose du soir une ou deux heures auparavant.

Pour la cure radicale des maladies récentes, six flacons suffisent ordinairement. Pour les maladies anciennes, héréditaires, dégénérées ou rebelles, il faut de douze à quinze flacons, rarement plus.

Lorsqu'on a de la fièvre ou quelque autre indisposition, on suspend le traitement pendant quelques jours, ensuite on le reprend d'une manière graduée, comme on l'a fait en commençant.

Pendant l'emploi du Vin de salsepareille, il est bon cependant de boire chaque jour trois ou quatre verres d'eau légèrement sucrée ou de l'une des boissons tempérantes indiquées page 29.

Après la disparition complète de tous les symptômes, il est prudent de continuer encore le traitement pendant une quinzaine de jours. On doit ensuite se purger deux fois à un jour ou deux d'intervalle, soit avec une once de sel d'epsom dissous dans trois verres d'eau, que l'on boit le matin de bonne heure, à une demi-heure l'un de l'autre; soit avec tout autre purgatif.

Quand la maladie vénérienne est dégénérée en dartres, en humeurs froides ou en rachitisme (courbure des os), la purgation doit être renouvelée une fois tous les vingt jours, pendant toute la durée du traitement. Dans ces cas, les boissons les plus convenables pour hâter la guérison, sont l'infusion du houblon, la décoction de fumeterre, et la tisane de patience et de bardane. On peut boire, dans la journée, trois ou quatre verres de l'une ou l'autre de ces tisanes, ou en faire usage aux repas avec un quart ou un tiers de vin rouge (1).

RÉGIME.

Le régime qu'il convient de suivre pendant l'usage du Vin de salsepareille, est le même que celui qui est indiqué dans le traitement de la gonorrhée (voir page 26).

---

(1) *Infusion de houblon :* Une forte pincée de fleurs de houblon dans un litre d'eau bouillante. On laisse infuser pendant dix minutes.

Décoction de fumeterre : Une petite poignée de cette plante, qu'on fera bouillir dans un litre d'eau pendant cinq minutes.

Tisane de patience et de bardane : Une demi-once de chacune de ces racines fendues en quatre. On fait bouillir le tout ensemble dans un litre d'eau pendant vingt minutes.

COMPLICATION DE LA MALADIE VÉNÉRIENNE AVEC LA GONORRHÉE.

La maladie vénérienne peut se compliquer de gonorrhée, ce qu'on reconnaît à l'existence simultanée d'un écoulement avec un ou plusieurs des symptômes que nous venons de signaler.

Quelquefois il arrive que des chancres existent dans le canal de l'urètre en même temps que la gonorrhée. On doit être attentif à cette complication, que l'on peut nommer gonorrhée chancreuse, et qui se reconnaît ordinairement à une douleur fixe dans un ou plusieurs points du canal de l'urètre, laquelle devient plus manifeste pendant l'émission des urines. Cependant ce signe n'existe pas toujours, surtout quand la maladie est ancienne, parce que, dans ce cas, les chancres se sont peu à peu habitués au contact de l'urine, et ne font plus éprouver de douleurs appréciables lors de son passage. Chez la femme, des écoulemens leucorrhéiques peuvent être aussi compliqués de chancres situés dans le vagin, à cinq ou six pouces de profondeur.

Lorsqu'on n'a pas, dans le principe, porté une attention suffisante pour reconnaître ces complications, on peut, plus tard, acquérir la preuve qu'elles existaient ; car alors, après avoir guéri la gonorrhée par les Bols d'Arménie, il reste un léger suintement jaunâtre ou blanchâtre avec ou sans douleur, et qui vient de l'urètre ou du vagin. Il faut, dans ce cas, se mettre à l'usage du vin de salsepareille.

Toutes les fois que la maladie vénérienne existe en même temps que la gonorrhée, il faut détruire la maladie vénérienne par le Vin de salsepareille, qui le plus ordinairement guérit aussi l'écoulement (1). Cependant, si ce dernier n'avait pas totalement disparu, on devrait recourir aux Bols d'Arménie (2).

---

(1) Il arrive quelquefois que l'humeur est tellement âcre et qu'elle est poussée avec tant de force vers le canal de l'urètre par l'action dépurative du Vin de salsepareille, qu'elle y cause des vives douleurs et même des symptômes inflammatoires assez prononcés. Dans ce cas, qui est fort rare, il faut guérir d'abord la gonorrhée au moyen des Bols d'Arménie.

(2) M. le vicomte D.... fut atteint, dans le mois d'avril 1832, d'une gonorrhée très intense. Pendant l'émission des urines, il lui semblait qu'un fer rouge

ACCIDENS QUI PEUVENT EXIGER L'EMPLOI DE QUELQUES MOYENS ACCESSOIRES.

Les plus fréquens sont des douleurs vives et l'inflammation des parties malades. Dans ces cas, on doit recourir au traitement tempérant (voir page 29). Aussitôt que l'irritation est apaisée, il faut faire usage du Vin de salsepareille.

---

traversait le canal de l'urètre. Une ardeur brûlante se faisait sentir à la partie intérieure du canal, et augmentait lorsqu'on pressait la verge. Ces symptômes annonçant des chancres dans l'intérieur du canal de l'urètre, M. le vicomte D.... fut mis à l'usage du Vin de salsepareille. Au bout de trente-quatre jours, il ne restait plus qu'un léger suintement sans aucune douleur. Il en fut guéri en six jours par les Bols d'Arménie.

M. V., ancien militaire, fut atteint, en 1812, d'une gonorrhée accompagnée de vives douleurs à la partie postérieure du canal, lesquelles annonçaient l'existence de chancres à cette partie. Il fit un traitement antisyphilitique, et eut, pendant seize ans, une santé passable. Au bout de ce temps, il vint des boutons à la poitrine, à la tête, au dos et au ventre: ces boutons se changèrent bientôt en croûtes jaunâtres et verdâtres, qui donnaient, à la figure surtout, un aspect hideux, et contre lesquels les bains, les fumigations et les antidartreux de toute espèce demeurèrent sans effet. Dix-huit fla-

Lorsque, dans les bubons, l'inflammation est portée à un certain degré, ils se terminent ordinairement par la suppuration. Alors, on les couvre de cataplasmes de farine de lin jusqu'à ce qu'ils percent d'eux-mêmes. On les comprime ensuite légèrement pour faire sortir la matière purulente. Quand l'ouverture est trop petite, on y introduit une mèche de charpie pour qu'elle ne se ferme pas trop tôt. On recouvre le tout avec de la charpie enduite de cérat. S'il reste encore du gonflement et de la dureté à la base, les cataplasmes doivent être continués pendant quelques jours.

Quand les bubons sont peu douloureux et presque stationnaires, on y applique un emplâtre de Vigo. Si, malgré cela, leur volume continue d'augmenter, c'est une preuve qu'ils tendent à la suppuration; on doit remplacer l'emplâtre par des cataplasmes maturatifs préparés avec des oignons cuits sous la cendre ou avec partie égale d'oseille cuite et de farine de lin. Après qu'ils sont percés, on se conduit comme

cons de Vin de salsepareille, pris dans l'espace de trois mois, firent disparaître complétement cette fâcheuse affection.

nous venons de le dire; et si la cicatrisation se fait attendre trop long-temps, on les panse avec du cérat mêlé d'un dixième d'alun calciné.

Les chancres doivent être tenus avec beaucoup de propreté; il est bon de les baigner matin et soir dans de l'eau simple pendant trois ou quatre minutes; on les recouvre ensuite de charpie fine, imbibée d'eau, à laquelle on ajoute un peu de Vin de salsepareille s'ils ne sont point douloureux (1).

Chez les sujets lymphatiques, il arrive quelquefois que les végétations et les chancres ne marchent que très lentement vers la guérison, quoique le traitement ait détruit le virus en tout ou en partie. On doit, dans ce cas, lorsqu'on est arrivé à peu près au milieu du traitement, toucher les végétations avec un petit morceau d'alun ou de vitriol bleu, deux ou trois fois par

---

(1) Quelques malades ont la mauvaise habitude de s'envelopper la verge d'un linge qu'ils lient avec un cordon; il en résulte une gêne de la circulation et un gonflement de la partie qui retardent la guérison et peuvent causer de graves accidens. On doit simplement placer la verge dans un petit sac en forme de doigt de gant que l'on fixe à un suspensoir ou à un mouchoir mis en ceinture,

jour, et les chancres, une fois seulement tous les deux jours.

Lorsqu'il existe des chancres dans le canal de l'urètre, on hâte leur cicatrisation à l'aide de petites injections, qui se renouvellent deux ou trois fois par jour, et que l'on prépare en mêlant avec un verre d'eau, depuis une jusqu'à deux, et même trois cuillerées de Vin de salsepareille.

Quelquefois la membrane interne du conduit urinaire se gonfle, se durcit, ou bien il s'y développe des fongosités qui causent le rétrécissement de ce conduit, et s'opposent au libre écoulement des urines. Cet accident ne survient que chez ceux qui ont négligé de se traiter, ou qui ont eu recours à des palliatifs ou autres mauvais traitemens. Il devient alors indispensable de faire usage de bougies ou de sondes, en même temps. qu'on détruit le vice syphilitique par l'emploi du Vin de salsepareille.

Les personnes sujettes aux coliques ou à la constipation ne doivent pas négliger l'usage des lavemens. On augmente leur vertu adoucissante et laxative en y ajoutant quelques cuillerées d'huile d'olive.

Nous croyons devoir, dans l'intérêt des mala-

des, les prémunir ici contre les dangers des on-
guens, pommades et autres topiques prônés par
l'ignorance et la cupidité, pour guérir les dartres
et autres maladies cutanées ; car lorsqu'elles ne
proviennent pas de la syphilis dégénérée par son
long séjour dans l'économie animale, ou plus ou
moins dénaturée par la transmission héréditaire,
elles ont toujours pour cause un principe qui est
dans le sang. Tous les médecins et les personnes
sensées savent bien que les moyens externes ont
pour effet de répercuter l'humeur dont la nature
cherche à se débarrasser. Aussi les dartres et
autres affections dont le germe n'est pas détruit,
reparaissent tôt ou tard, ou produisent de funestes
accidens en se portant sur les poumons, sur l'estomac ou sur quelques autres organes essentiels
à la vie. Dans ces circonstances, il faut se hâter
de recourir au Vin de salsepareille, dont l'usage
suffisamment prolongé fait disparaître pour toujours les accidens, en détruisant le mal dans sa
racine (1).

_____

(1) Une dame du Havre, d'après l'avis de son
médecin, vint à Paris deux années de suite prendre
des bains et des douches à Tivoli, pour combattre

CAS QUI EXIGENT L'EMPLOI DU VIN DE SALSE-PAREILLE, QUOIQU'IL N'EXISTE AUCUN SIGNE D'AFFECTION VÉNÉRIENNE.

L'observation prouve tous les jours que le virus vénérien peut rester pendant un temps fort long dans l'économie, sans donner aucun signe de son existence. Cela a lieu dans plusieurs circonstances, notamment dans les suivantes :

1º Lorsqu'entretenu dans une fausse sécurité par la légèreté apparente du mal, ou retenu par une fausse honte, on n'a pas fait de traite-

---

une éruption dartreuse qui s'était développée aux oreilles et au visage, et qui menaçait d'envahir les yeux. Chaque fois, elle obtint une légère amélioration ; mais dès qu'elle cessait, la phlegmasie dartreuse s'étendait de nouveau. Son docteur ayant eu connaissance des effets avantageux de notre méthode, l'engagea à nous consulter. Nous reconnûmes que cette éruption avait une cause vénérienne, nous lui prescrivîmes le Vin de salsepareille, qui lui procura une guérison radicale.

ment , et que les symptômes ont disparu d'eux-mêmes.

2° Quand on a eu recours à de mauvais traitemens ou à des palliatifs 'qui n'ont fait que *blanchir*, comme on le dit vulgairement, c'est-à-dire, qui ont affaibli le principe morbifique sans en extirper le germe.

3° Enfin, quand on a cohabité avec une personne malsaine et que l'on a participé à l'infection, mais que le corps ne se trouvant pas disposé au développement du virus, celui-ci est resté dans le sang.

Dans tous les cas, il ne faut qu'un changement quelconque apporté dans l'économie, soit par l'âge, soit par des affections morales, soit par la manière de vivre, etc., pour que les accidens éclatent à l'extérieur ou à l'intérieur. Ils sont pour l'ordinaire d'autant plus redoutables que le virus est resté caché et comprimé plus long-temps.

On sent, d'après cela, combien il importe, avant de s'engager dans les liens du mariage, de purifier le sang de tout principe vénérien, toutes les fois que l'on s'est trouvé exposé à une infection vérolique, et qu'on n'a eu recours qu'à ces demi-traitemens incapables d'extirper le mal jusqu'à sa racine, ou qu'on n'a pas apporté dans le régime des précautions et l'exactitude convenables.

En suivant cette règle de conduite dictée par la prudence, on n'est pas exposé à voir renaître, au bout d'un temps plus ou moins long, des symptômes dont le germe est resté dans le sang, à le communiquer à son épouse, à le transmettre à ses enfans en même temps que la vie, enfin à compromettre la paix du ménage et à empoisonner le bonheur de toute son existence. Le Vin de salsepareille est d'autant plus convenable dans cette circonstance, que ne contenant aucune substance minérale ou corrosive, il ne peut nuire à la constitution, et qu'il augmente constamment l'appétit, les forces, la fraîcheur et l'embonpoint.

EXTRAITS

DE

CORRESPONDANCE.

— ·◊· —

Metz, le 2 septembre 1833.

Monsieur,

De vieux camarades de garnison m'ont appris les succès qu'ils ont obtenus de l'usage de votre Vin de salsepareille pour des maux qui avaient la même cause que les miens. Je pense que ce remède ne peut manquer de me faire recouvrer la santé après laquelle j'aspire depuis bien long-temps. Je désire néanmoins, avant d'en faire usage, avoir votre avis.

Voici ma position : J'ai 43 ans, je suis d'une forte constitution, mais j'ai beaucoup maigri depuis deux ans ; je n'ai eu que quelques chancres en 1819, et une gonorrhée en 1820. Cependant c'est au principe vénérien que MM. Larey, Dupuytren, Cullerier et Boyer, que je suis venu consulter il y deux ans, attribuent tous les accidens dont je suis atteint. J'éprouve des douleurs dans les membres, souvent elles m'empêchent de dormir; j'ai au-dessus de l'œil droit une grosseur très-dure et qui depuis près d'un an n'a cessé de faire des progrès; j'ai aussi de fréquens maux de gorge qui s'accompagnent de petits chancres peu douloureux : mais ce qui m'inquiète le plus, c'est que le testicule gauche est douloureux et engorgé au point que M. Boyer m'a proposé l'opération.

Si vous pouvez penser que dans cet état votre Vin de salsepareille puisse me guérir, je vous prie de m'en faire adresser, par la diligence, 8 flacons, pour le prix desquels je vous envoie un bon de 40 fr. sur la poste.

A. M.

Du même.

Metz, le 15 novembre 1833.

MONSIEUR LE DOCTEUR,

J'ai la grande satisfaction de vous annoncer que tous les accidens que j'avais ont beaucoup diminué; le testicule n'est pas moitié de ce qu'il était, il en est de même de mon exostose au front. Comment concevoir qu'un remède si simple ait tant de vertu, tandis que j'ai fait un si grand nombre de traitemens mercuriels et autres, sans en éprouver le moindre bien. Votre découverte n'est pas assez connue. Combien de malheureux languissent dans la douleur et sans espérance, faute de savoir qu'il existe un remède capable de les rappeler à la vie !

J'ai commencé mon huitième flacon; je pense qu'il m'en faudra bien encore un pareil nombre, et je vous prie de me les expédier sans délai.

Ajoutez, je vous prie, 3 boîtes de vos Bols d'Arménie, pour mon ami le colonel B...., qui, depuis deux ans, ne peut se débarrasser d'une gonorrhée qui l'incommode plus qu'elle ne le fait souffrir, mais qui l'inquiète, parce que depuis plusieurs mois il urine avec moins de facilité que de coutume.

A. M.

Du même.

MON CHER DOCTEUR,

Je suis à mon dernier flacon de votre précieux remède ; tous mes amis sont surpris du changement qui s'est opéré dans ma personne et m'en félicitent; j'ai repris l'embonpoint et les forces que j'avais à 30 ans ; j'ai un excellent appétit et digère parfaitement; aussi je vous avoue que je suis bien impatient de ne plus être au régime. Il ne me reste plus au testicule qu'une petite grosseur du volume d'une noisette, elle ne me fait aucunement souffrir, mais je tiens à la voir disparaître. Obligez-moi, je vous prie, de me faire expédier de suite 4 ou 6 flacons, selon que vous le jugerez convenable.

Agréez l'assurance de ma reconnaissance, qui ne finira qu'avec la vie.

A. M.

Jersey, le 15 novembre 1833.

MONSIEUR ET HONORÉ CONFRÈRE,

Le Vin de salsepareille et les Bols d'Arménie sont deux découvertes importantes dont vous avez enrichi l'art de guérir. J'en ai obtenu les plus prompts et les plus heureux résultats dans beaucoup de cas où tous les autres moyens avaient échoué. Je regarde donc comme un devoir de les propager autant que je le pourrai, et à engager mes confrères à en faire usage dans leur pratique.

FONZI, médecin,
Ancien professeur à l'université de Paris.

Monsieur ,

L'obligeance que vous avez mise à me donner les renseignemens que je vous ai demandés sur votre méthode de traitement, me fait un devoir de vous communiquer les heureux résultats que j'ai obtenus.

Le malade avait, comme je vous l'ai dit, épuisé pendant plus de dix ans toutes les ressources de la thérapeutique antisyphilitique. Des chancres rongeurs avaient détruit les piliers du voile du palais et les amygdales. La voûte palatine elle-même était perforée, et des portions osseuses se détachaient de temps à autre des fosses nasales. La parole était presque inintelligible. Des douleurs atroces privaient ce malheureux de sommeil ; ses facultés digestives étaient anéanties, et il était dans un état de marasme déplorable. Votre Vin de salsepareille a fait disparaître ces graves accidens, et cet homme, qu'on croyait voué à une mort certaine, jouit actuellement d'une pleine santé.

G. S.

A Monsieur le Docteur Albert.

Je ne puis résister au désir de vous exprimer ma reconnaissance pour les effets miraculeux que j'ai obtenus de l'usage de votre Vin de salsepareille.

Depuis huit ans, je cherchais en vain du soulagement dans ma malheureuse position, je n'ai pu en obtenir par les soins de MM. B... et L..., médecins de l'hôpital Saint-Louis ; de M. L...., médecin de l'hôpital de la Charité ; de M. C... et autres médecins distingués qui m'ont jugé incurable. Aujourd'hui, grâce au Vin de salsepareille, je suis parfaitement guéri, et je me trouve dans un état de santé qui ne me laisse rien à désirer.

Je suis, monsieur le docteur, etc.

JOSEPH-MARIE BOTTALIER LASQUIN.

Vu pour légalisation, le maire du 1er arrondissement de Paris.

LEFORT, *officier de la légion d'honneur.*

Vu par le préfet du département de la Seine, conseiller d'état,

COMTE DE RAMBUTEAU.

Paris, le 21 janvier 1835.

Il est heureux pour l'humanité que des maladies qui, jusqu'alors, étaient soumises à des traitemens longs, incertains et souvent dangereux, puissent aujourd'hui, à l'aide d'une méthode simple et peu coûteuse, être guéries radicalement, avec promptitude et facilité, et toujours avec un avantage marqué pour la constitution.

Par arrêté du 25 février 1835, le Vin de salseparcille du Docteur ALBERT est exempt de droits.

TABLE DES MATIÈRES.

AVIS AUX INCURABLES.

Le Docteur Ch. ALBERT *continuera* de faire délivrer *gratuitement* tous les remèdes nécessaires à la parfaite guérison des malades *réputés incurables* qui lui seront adressés de Paris et des départemens, avec la recommandation des médecins d'hôpitaux, des jurys médicaux et des préfets. Ils devront se munir d'un certificat constatant qu'ils sont atteints d'affections syphilitiques contre lesquelles ont échoué tous les moyens en usage.

Les personnes peu aisées obtiendront une réduction de moitié du prix de leur place jusqu'à Paris, en s'adressant, dans les chefs-lieux de chaque département, au bureau correspondant des Messageries royales, autorisées à cet effet.

A leur arrivée à Paris, les malades se présenteront au cabinet médical du Docteur Ch. ALBERT, rue Montorgueil, n° 2I.

Pour les renseignemens, s'adresser aux Pharmaciens dont les noms suivent :

Abbeville, *Trongneux*.

Agen, *Grenier*.

Aire-sur-la-Lys, *Wambergue*.

Aix, *Vassal*, place des Prêcheurs.

Alby, *Seguier*.

Alençon, *Rabot*.

Alger, *Lequien*, r. de la Fonderie, 22, près la Porte Bab-el-Onel.

Amiens, *Bor*.

Amsterdam (Hollande), *Anthonie Kluijetenaav*, phar.-chim,, kalverstraat, n. 218.

Angers, *Ollivier*, rue St.-Aubin.

Angoulême, *Dubert*, place du Palet.

Anvers (Belgique), *J. Van Eckhoven*, Longue-Rue-Neuve.

Arras, *Merlan Duhamel*.

Auch, *Laborde* (*Chéri*).

Aurillac, *Gaffard*, au Foiral.

Avignon, *Guibert*, place St.-Didier.

Bar-le-Duc, *Maucourt*.

Barneville-sur-Mer, *Favier*.

Bastia, *Pomonti*.

Bayeux, *A. Alexandre*.

Bayonne, *Lebeuf et fils*.

Beaune, *Barberet*.

Beauvais, *Daniel*.

Belfort, *Auguste Erard*.

Besançon, *Achaintre*, Grande-Rue.

Béziers, *Audouard fils aîné*, rue Française, 65, et chez *Audouard père*, rue de la Comédie.

Blois, *Lenguenard*, r. du Pont, 42.
Bordeaux, *Tapie*, r. Judaïque-Saint-
Boulogne, *Seux*.   [Seurin, 86.
Bourg, *Tiersot*.
Breda (Hollande), *N. A. P. Maassen*,
  apotheker, op de Haver Marc, 1.
Brest, *Legléau*, rue Grande, 36.
Brives, *Grivel*.
Bruges (Belgique), *Cailleau*, r. Haute.
Bruxelles (Belgique), *Decat*, r. Lon-
  gue-des-Pierres, 9, près du Poids
  de la Ville.   [Poissonnerie.
Caen, *Fayel*, en face l'ancienne
Cahors, *Duc*.
Calais, *Baudron*.
Canourgue (la), *Massador*.
Gambrai, *Boileux*, Grande-Place.
Châlons-sur-Saône, *Suchet*.
Châlons-sur-Marne, *Olivier*.
Charleville, *Lorphelin-Caillet*.
Chartres, *Barrier*.
Châteauroux, *Peyrol*.
Château-Thierry, *Lhermite*.
Cherbourg, *Vincent*.
Chinon, *Thibault*.
Clermont-Ferrand, *Lecoq*.
Colmar, *Duchampt*.
Courtray (Belgique), *A. Dobbelaere*,
  rue Longue-Pierre, 36.
Coutances, *Basset*.
Dieppe, *Tinel-Hérault*, pl. d'Armes.
Dijon, *Darantière*, rue Verrerie.
Douai, *Escalier de Lagrange*.
Draguignan, *Blanc*.
Dreux, *Livet*
Dunkerque, *Le Roy*.
Epernay, *Leclerc*.
Etampes, *Ingrand*, p. N.-Dame, 20.
Evreux, *Brunet*.
Falaise, *Alliot*.
Fribourg (Suisse), *Lachat*.

Gand (Belgique), *Frans de Bast*,
  Fossés-Ste-Elisabeth, près du
  Grand-Béguinage.
Gray, *Wislin*, place du Marché.
Grenoble, *Plana fils*.
L'Aigle, *Lubin-Thorel*.
La Haye (Hollande), *E. Schut*,
  apotheker, Spui, n. 116.
Laon, *Rougier*.
Laval, *Martel*.
Le Grand-Caire (Egypte), *Mauro*.
Le Hâvre, *Lemaire*, r. des Drapiers, 57
Le Mans, *Chaudron*.
Le Puy, *Tardy*.
Liége (Belgique), *Leboutte*, rue
  Pont-d'Avroy, 552.
Lille, *Dhéré*, r. de la Barre, 8.
Limoges, *Barny*.
Lisieux, *Perrine*.
Lorient, *Barse*.   [de Bruxelles.
Louvain (Belgique), *J. Smout*, r.
Lunel, *Menard père*.
Lunéville, *Joly*,
Lyon, *Borelly*, place de la Préfec-
Mâcon, *Lacroix*.   [ture, 3.
Malines (Belgique), *Smout*, place
  du Bail-de-Fer.
Marseille, *Roustan fils*, place du
  Mont-de-Piété, 5.
Meaux, *Cellier*.
Metz, *Gueret*, r. Boucherie-Saint-
  Georges, 4.
Mons, (Belgique), *Vanmiert*, r. de
Montpellier, *Vergnes*.   [Nimi, 72.
Montargis, *Gastellier-Lemaire*.
Montluçon, *Philibert*, confiseur.
Morez, *J. Duc*.
Mortagne. *Cohu*.
Moulins, *Gey*.
Mulhouse, *Claude*.
Namur (Belgique), *Ch. Jourdain*.

Nancy, *Lefebure*, r. des Domini-cains, 29.

Nantes, *Ferron*, place du Bouffai.

Narbonne, *Sounié*, imprimeur-libraire.

Nevers, *Berlin*. [braire.

Nismes, *Rebuffat*, r. de la Magdeleine, 2.

Niort, *Pascal Louvel*. [leine, 2.

Nivelles (Belgique), *C. Lemaire*.

Nouvelle-Orléans (États-Unis), *Lacase*.

Orange, *Richard*. [ché.

Orléans, *Sallé*, pl. du Grand-Marché.

Ostende, (Bel.), *Bouchery-Debreyne*.

Pau, *Toulia*.

Périgueux, *Brou-Laveyssière*.

Péronne, *Louvet*.

Perpignan, *Ferrer*, r. des Marchands.

Poitiers, *Turrault*, au coin de la r. des Cordeliers et des Grandes-Écoles.

Pontarlier, *Roland*.

Quimper, *Bourassin*.

Reims, *Jolicœur*.

Rennes, *Besconte*, r. de Brest.

Riom, *Delarbre*.

Roanne, *Chervet*.

Rochefort, *Herrier*, r. des Fonderies, 58.

Rochelle (la) *Fleury*. [ries, 58.

Rocroy, *Sohet-Penant*.

Rodez, *Raymond*, vis-à-vis la Préfecture.

Rotterdam (Hollande), *F. Evan*

Santen Kollf, pharm.-chimist, Hoogstraat, n. 425.

Rouen, *Aubert*, r. des Charrettes, 11.

Saint-Brieuc, *Ferrary*.

Saintes, *G. Gontier*. [Louis,

Saint-Étienne, *Couturier*, r. Saint-

Saint-Lô, *Longien* pharm. de l'hos-

Saint-Quentin, *Quentin*. [pice.

Salins, *Babey*.

Saumur, *Girault*, rue Royale.

Sedan, *Bourguignon-Noel*.

Strasbourg, *J. G. Kob*, droguiste, r. des Hallebardes, 21.

Tarare, *A. Michel*.

Tarascon, *Joussaud*.

Thielt (Belgiq.), V° *Geeraert et fils*.

Toul, *Dubois*.

Toulon, *Monfray*. [44.

Toulouse, *Lamothe*, r. Boulbonne,

Tours, *Reyneau*, place aux Fruits, 3.

Tulle, *Fage*.

Valence, *Bonnet*

Valenciennes, *Binois*, r. du Quesnoy, 23.

Verdun, *Guy*. [noy, 23.

Versailles, *Labbé*, r. de la Paroisse,

Verviers (Belg.), *L. Etienne*. [23.

Vesoul, *Valois*.

Vienne, *Trouillet*, rue Fûterie.

Vire, *Seigneur*.

Vitry-le-Français, *Pillotel*.

Wavres (Belgique), *Trousse*.

Ypres (Belgique), *Frisou Vanoutrive*.

Le prix des Bols d'Arménie est de 5 francs la boîte. Deux ou trois boîtes suffisent ordinairement pour la guérison des maladies de la PREMIÈRE CLASSE. (*Gonorrhée* ou *Chaude-pisse*).

Pour la guérison des maladies de la SECONDE CLASSE, comme chancres, végétations, bubons, etc. (voir pages 36 et 42 du traité), il faut de 6 à 8 flacons de Vin de Salseparcille lorsqu'elles sont récentes ; quand elles sont anciennes ou qu'elles ont résisté aux autres traitemens, il en faut le double, rarement plus. Le prix de chaque flacon est de 5 francs, il contient dix-huit cuillerée et doit durer 6 jours.

Nous rappelons que ce traitement peut être administré avec un égal succès dans toutes les saisons et dans tous les climats. — Il peut être employé en secret et en voyage ; il convient à tous les âges et à tous les tempéramens.

www.ingramcontent.com/pod-product-compliance
Lightning Source LLC
Chambersburg PA
CBHW032304210326
41520CB00047B/1962